Eman Elhosary

Terapia de ventosas na saúde da mulher

AF294300

Eman Elhosary

Terapia de ventosas na saúde da mulher

ScienciaScripts

Imprint
Any brand names and product names mentioned in this book are subject to trademark, brand or patent protection and are trademarks or registered trademarks of their respective holders. The use of brand names, product names, common names, trade names, product descriptions etc. even without a particular marking in this work is in no way to be construed to mean that such names may be regarded as unrestricted in respect of trademark and brand protection legislation and could thus be used by anyone.

Cover image: www.ingimage.com

This book is a translation from the original published under ISBN 978-620-2-05247-4.

Publisher:
Sciencia Scripts
is a trademark of
Dodo Books Indian Ocean Ltd. and OmniScriptum S.R.L publishing group

120 High Road, East Finchley, London, N2 9ED, United Kingdom
Str. Armeneasca 28/1, office 1, Chisinau MD-2012, Republic of Moldova, Europe
Printed at: see last page
ISBN: 978-620-7-69340-5

Conteúdo

Capítulo 1. Introdução

A terapia de ventosas é um método alternativo de tratamento utilizado a partir de uma forma de CAM com 2000 anos, é um método físico utilizado por terapeutas ou acupuncturistas ou, a terapia de ventosas é um método antigo de tratamento, tem muitos tipos, de acordo com a sua aplicação é ventosas húmidas ou secas. Ventosas húmidas.

A ventosa é utilizada como tratamento ou método ajustado para uma variedade de casos de doenças. É principalmente prescrito como tratamento para a dor crónica, mas também é indicado para toda uma série de doenças respiratórias, gastroenterológicas e ginecológicas. (Cao et al., 2014)

O método das ventosas tem o importante papel de aquecer e melhorar o fluxo de energia no sangue, dissipando assim o frio, a humidade, eliminando toxinas e ventos. Também diminui os inchaços e as dores. A ventosa é aplicada para melhorar a circulação local e a drenagem linfática e para relaxar a tensão nos músculos espasmados. Na ventosaterapia seca, as ventosas são colocadas sobre a pele intacta e o objetivo é simplesmente remover o sangue e os fluidos do local da inflamação para a superfície da pele.

Em geral, a terapia com ventosas é efectuada em diferentes pontos do corpo para tratar várias doenças. O Korea Institute of Oriental Medicine (2012) avaliou pela primeira vez o efeito da terapia com ventosas na dor de pescoço dos utilizadores de terminais de visualização de vídeo. Os resultados mostraram que a terapia com ventosas foi mais eficaz do que a terapia com tecidos quentes. Concluiu-se que a terapia com ventosas acompanhada de exercício físico durante 2 semanas foi eficaz na redução da dor cervical e na melhoria da função cervical em utilizadores de terminais de visualização de vídeo. Lauche et al., (2012)

O mecanismo de ventosas consiste em criar um vácuo na pele, com a consequente pressão negativa a resultar na rutura dos capilares. Este método é conhecido como ventosas retidas ou secas (Cao H et al., 2010). A pele da área localizada fica ruborizada e pode apresentar petéquias e equimoses ou nódoas negras, em que a duração é terapeuticamente benéfica (**Pringle**, 2007). A ventosa tem múltiplas funções terapêuticas, que incluem (1) aquecer os canais para remover o frio, (2) promover a circulação do qi e do sangue, (3) aliviar o inchaço, (4) acelerar a cicatrização, (5) ajustar a temperatura corporal, (6) fibromialgia, (7) reabilitação de AVC, hipertensão, dores músculo-esqueléticas, herpes zoster, (8) paralisia facial, acne e espondilose cervical, e (9) aliviar a dor, incluindo dores crónicas no pescoço, nos ombros [2] e lombalgia. **Broadhurst**, 2006 & **Huang**, 2013, **Yuan**, et al, 2015)

Capítulo 2. A diferença entre ventosas e acupunctura

Tanto a acupunctura como a terapia das ventosas são normalmente utilizadas no tratamento de doenças semelhantes, especialmente as relacionadas com a dor. Embora o mecanismo da acupunctura e da ventosa possa ser diferente, ambas as terapias utilizam os meridianos e os pontos de acupunctura para ativar a estase sanguínea e regular o fluxo de qi para aliviar a dor. A ventosaterapia tem mais vantagens do que a acupunctura, tais como uma terapia não invasiva com uma duração de tratamento relativamente mais curta e um custo potencialmente menor.

Tipos de ventosas

A ventosaterapia seca é uma técnica não invasiva e sem custos, na qual se aplica uma sucção rápida, vigorosa e rítmica, utilizando uma taça de vidro ou de bambu para criar sucção na pele sobre uma zona dolorosa ou um ponto de acupunctura. A ventosaterapia seca puxa a pele para dentro da chávena sem extrair sangue.

Mais especificamente, nesta técnica, a pele e os tecidos subjacentes são puxados para dentro do copo de sucção através da produção de calor para aumentar a circulação sanguínea e linfática local. A ventosa seca pode ser utilizada como tratamento adjacente na gestão de muitas condições patológicas, como hemorragia menstrual excessiva, edema, ciática, dor perineal pós-parto, dor cervical crónica e dor lombar (Cui e Cu, 2012, Akbarzade etal., 2016)

- Ventosas de massagem secas - é semelhante à ventosas secas, mas aplica-se azeite na pele (antes de aplicar as ventosas) para facilitar o movimento das ventosas

HIJAMAH', ventosas húmidas : Em árabe, este método de terapia foi popularizado pelo nosso Profeta Muhammad (sallallahu alaiyhi wassallam), como se afirma em muitos Hadith. É o processo de utilização de um vácuo em diferentes pontos do corpo, mas com incisões, a fim de remover o sangue "nocivo" que se encontra logo abaixo da superfície da pele. (Recomenda-se que o terapeuta de ventosas só administre ventosas húmidas (hijama)).

A ventosa induz um efeito de depuração do plasma através da filtração capilar para remover substâncias patológicas causadoras de várias doenças. Estas podem incluir neuropeptídeos que causam dores de cabeça, excesso de fluidos com resíduos metabólicos, mediadores inflamatórios, prostaglandinas e substâncias vasoactivas. Além disso, a terapia com ventosas diminui a pressão do fluido intersticial e corrige os factores predisponentes (Mirza etal., 2016)

Ventosas em pontos de acupunctura

Nesta técnica, a aplicação de ventosas secas é utilizada no ponto de acupunctura para estimular a pele por sucção, embora esta técnica tenha sido utilizada no tratamento de inúmeras condições, incluindo hemorragia menstrual excessiva, edema, hérnia escrotal, ciática, hidrocele, dor perineal pós-parto, dor crónica no pescoço e dor lombar.

O efeito desta técnica utilizada na ventosaterapia seca é semelhante ao da acupunctura. Nesta técnica, a estimulação ocorre por sucção, assim como a estimulação eléctrica na electroacupunctura.

Exemplo de aplicação de ventosas em pontos de acupunctura

A terapia de ventosas no ponto de acupunctura BL23 ou Shenshu foi selecionada para a terapia de ventosas. Este ponto está localizado 1,5 cun lateral à linha média posterior, ao nível do bordo inferior do processo espinhoso da segunda vértebra lombar, proporcionando assim a oportunidade de colocar adequadamente as ventosas num espaço plano. Este ponto tem sido utilizado no tratamento de síndromes de dor, como inchaço da zona lombar e dos joelhos, dor genital e perturbações ginecológicas, incluindo infertilidade. (Akbarzade et al., 2016)

A ventosaterapia é um novo método de tratamento físico utilizado na saúde da mulher, com pouca investigação. Neste livro, tentarei abranger, tanto quanto possível, os temas relacionados com a ventosaterapia na saúde da mulher, tais como os enjoos matinais

Dismenorreia

Dores de costas pós-parto

fibromialgia

Fascite plantar

Dor perineal

Ventosas húmidas na síndrome do túnel cárpico

Dor no pescoço

Capítulo 3. Terapia com ventosas nos enjoos matinais

Enjoos matinais ou emesis gravidarum

Define-se como náuseas e, por vezes, vómitos, especialmente de manhã, durante a gravidez, que surgem às 4-6th semanas e atingem um pico às 7-12 semanas, desaparecendo após as 16th semanas. É um dos primeiros sinais de gravidez, muito comum, afectando cerca de 50% a 80% das grávidas. Mas cerca de 30% das grávidas ainda se podem queixar destes sintomas após as 20 semanas de gestação, podendo estes sintomas ter um impacto significativo na qualidade de vida da grávida, especialmente quando persistentes e/ou graves. (Haseeb, 2002)

Os países ocidentais são mais comuns na incidência de emesis gravidarum do que a África e a Ásia. As mulheres primigestas mais jovens têm maior probabilidade de serem afectadas do que as mulheres multíparas mais velhas (lee etal., 2011).

Hiperemese gravídica é o termo utilizado para descrever os casos graves de náuseas e vómitos que podem ameaçar a vida da mãe e do feto. Os sintomas que ocorrem são (perda de peso superior a 5% do peso corporal pré-gravídico, distúrbios electrolíticos, desidratação e danos no fígado, possíveis danos no feto e, em casos graves, a morte da mãe (Zhang e Cai, 1991).

Causas dos enjoos matinais

A causa principal não é conhecida, mas existem muitas teorias

1- Teoria hormonal

As hormonas placentárias e o elevado nível de gonadotropina coriónica humana (HCG), que é uma hormona da gravidez que circula no sangue. O tamanho da massa placentária, que sugere que os produtos placentários podem estar associados à presença e à gravidade das náuseas e dos vómitos. As concentrações de HCG correlacionam-se positivamente com a gravidade das náuseas e dos vómitos nas mulheres com hiperemese (Davis, 2004; Goodin etal., 2007 e Soules etal., 1980)

Existe uma relação entre o pico dos enjoos matinais e o pico da produção de HCG, que ocorrem entre as 12 e as 14 semanas de gestação. Além disso, as náuseas e os vómitos são frequentemente piores em mulheres grávidas com condições associadas a níveis elevados de HCG, tais como gravidezes molares, gestações múltiplas e síndrome de Down. (Soules etal., 1980)

Pensa-se que *o estrogénio é* uma das causas dos enjoos matinais, estimulando a produção de óxido nítrico através da sintetase da oxidase do azoto, que tem um efeito relaxante nos músculos lisos do intestino e retarda o esvaziamento gástrico (Depue etal., 1987)

A progesterona, em combinação com o estrogénio, também pode ter um papel nos enjoos matinais. A progesterona diminui a contratilidade do músculo liso e pode alterar o esvaziamento gástrico e levar a um aumento das náuseas e dos vómitos (Lee, 2011)

O *"hipertiroidismo ligeiro*: tirotoxicose bioquímica" é caracterizado por TSH suprimida e FT4 ligeiramente elevada, sem história de doenças anteriores da tiroide, ausência de bócio e anticorpos antitiroideus negativos (Hsu, etal.,1996)

2- Alergia

Algumas grávidas têm alergia ao corpo lúteo da gravidez, muitas delas melhoram após o terceiro mês (Haseeb, 2002).

3- Infeção crónica com a bactéria Helicobacter pylori: as mulheres com infeção por Helicobacter pylori provocam úlcera gástrica, mais suscetível de sofrer de enjoos matinais (Frigo, et al., 1998)

4- Factores psicossociais como o stress, a má situação económica e a falta de apoio social (Fitzgerald 1984)

A complicação das náuseas e dos vómitos

Os vómitos frequentes causam muitos efeitos secundários na mãe e no feto, uma vez que a desidratação, o baixo consumo constante de alimentos e as deficiências nutricionais conduzem a um desequilíbrio metabólico e à perda de peso. No entanto, os bebés de mulheres que perderam peso no início da gravidez, em particular no contexto de hiperémese gravídica, correm um risco acrescido de ter um baixo peso à nascença e podem sofrer um atraso no crescimento. Este risco pode resultar em morte fetal, bem como em pré-eclampsia e complicações maternas associadas ao vómito (por exemplo, rutura do esófago, hemorragia da retina, síndrome de Mallory-Weiss, pneumotórax) (Kuccscu e Koyuncu, 2002).

Tratamento

Farmacológico:

Piridoxina (vitamina B6) e doxilamina A piridoxina pode ser utilizada como agente único ou em conjunto com a doxilamina. Um pequeno estudo demonstrou que a vitamina B6, numa dose de 25 mg por via oral de oito em oito horas (75 mg por dia), foi mais eficaz do que o placebo no controlo das náuseas e dos vómitos em mulheres grávidas. (Vutyavanich, 1995)

Antieméticos: As fenotiazinas, a clorpromazina (Thorazine) e a proclorperazina (Compazine), são antagonistas centrais e periféricos da dopamina que demonstraram aumentar o risco de malformações congénitas com a utilização de fenotiazinas no primeiro trimestre, a clorpromazina apresentou sinais extrapiramidais e iterícia; não se verificou qualquer comprometimento significativo do desenvolvimento pós-natal Leathem, 1989)

Tratamento não farmacológico

Métodos alternativos de tratamento natural ou complementar progressivamente utilizados para tratar os enjoos matinais. São seguros ou têm um risco menor do que os medicamentos. Estes incluem apoio psicológico ou medicina alternativa como a acupressão, bandas de acustimulação e acupunctura, relaxamento, hipnoterapia, remédios à base de plantas como o gengibre, camomila, hortelã-pimenta, intervenções dietéticas, intervenções de atividade, apoio emocional, intervenções psicológicas e intervenções comportamentais.

Medidas dietéticas.

A primeira linha de tratamento das mulheres com enjoos matinais ligeiros durante a gravidez deve incluir alterações na dieta e no estilo de vida. A grávida nos cuidados pré-natais deve ser aconselhada a fazer pequenas refeições frequentes e a evitar cheiros e texturas de alimentos que provoquem náuseas. Os alimentos sólidos devem ter um sabor suave, ser ricos em hidratos de carbono e pobres em gordura. Os alimentos salgados (por exemplo, bolachas salgadas, batatas fritas) são geralmente tolerados de manhã cedo e os líquidos ácidos e azedos (por exemplo, limonada) são frequentemente mais tolerados do que a água.

A grávida, especialmente a primigesta, precisa do apoio do seu companheiro e da sua família. Os membros da família devem ser informados de que as mulheres grávidas com náuseas e vómitos da gravidez podem ter de alterar as horas das refeições e outras rotinas domésticas. (Deuchar, 1995)

Apoio emocional.

Embora as náuseas e os vómitos da gravidez e a hiperemese gravídica não estejam fortemente associados a doenças psicológicas, algumas mulheres podem ficar deprimidas ou apresentar outras alterações afectivas. **(Jueckstock etal., 2010)**

Consulta indicada se uma mulher grávida estiver deprimida, se houver suspeita de violência doméstica ou se houver indícios de abuso de substâncias ou de doença psiquiátrica

Um tratamento alternativo popular

Gengibre

O gengibre tem sido utilizado em chás, conservas, ginger ale e em forma de cápsulas.

Um estudo europeu demonstrou que o gengibre em pó (1 g por dia) era mais eficaz do que o placebo na redução dos sintomas da hiperémese gravídica.

Acredita-se que o gengibre ajuda a melhorar as náuseas e os vómitos, estimulando a motilidade do trato gastrointestinal e estimulando o fluxo de saliva, bílis e secreções gástricas. Foi demonstrado que um componente do gengibre tem uma atividade semelhante à do antagonista 5-HT3. Além disso, verificou-se que o seu extrato inibe o crescimento de algumas estirpes de H. pylori.

No que diz respeito à segurança do gengibre na gravidez, um estudo caso-controlo de 187 mulheres grávidas não encontrou qualquer aumento na taxa de malformações graves com a utilização no primeiro trimestre. No entanto, existe um risco teórico de hemorragia, uma vez que o gengibre inibe a thomboxane synthetase e pode inibir a função plaquetária. Assim, a utilização concomitante de anticoagulantes com gengibre não é aconselhada. (**Mahady, 2003, Portnoi etal., 2003 e Backon, 1991**)

Estimulação do pericárdio 6 ou do ponto Neiguan P6

A estimulação deste ponto é utilizada no tratamento de náuseas e vómitos em muitos casos, como durante a gravidez ou náuseas pós-operatórias.

Muitos estudos sobre o efeito da estimulação deste ponto comprovam a sua eficácia no tratamento das náuseas e dos vómitos durante a gravidez.

A acupressão nos enjoos matinais é uma compressão sustentada pelo polegar no ponto p6 para reduzir os sintomas dos enjoos matinais.

explica-se pelo facto de diminuir os movimentos gástricos, estimular o córtex cerebral e melhorar a circulação sanguínea (Kenyon (1988). Isto pode acontecer pressionando a acupressão P6 durante cinco a dez minutos, exatamente na largura da articulação inter-falíngea do polegar, junto à prega distal do pulso, a cerca de 1 cm de profundidade da pele, entre os tendões do Palmaris longus e do flexor carpiradial, esta estimulação pode ser feita por electroacupunctura, acupressão, ventosas secas.

Os mecanismos   dos efeitos da acupunctura foram explicados pelo facto de esta poder estimular e libertar substâncias neuroquímicas, como as β endorfinas, as encefalinas e a serotonina. Além disso, a acupunctura altera a atividade de neurotransmissão opioidérgica e/ou monoaminérgica no tronco cerebral, no tálamo, no hipotálamo e/ou na pituitária. Outra explicação para os efeitos da acupunctura é a regulação do sistema nervoso autónomo.

De acordo com o local de estimulação, a acupunctura pode alterar a atividade do sistema nervoso simpático e parassimpático. Lin et al., (1997) e Cui, (2016)

Secagem no tratamento dos enjoos matinais

Por conseguinte, utilizamos a literatura sobre acupunctura para nos informar sobre os possíveis mecanismos subjacentes à estimulação do ponto P6 no controlo das náuseas e dos vómitos. Foi sugerido que a acupunctura pode resultar numa estimulação eléctrica de baixa frequência da pele. Isto provoca a atividade nervosa das fibras A-β e A-δ, que podem ter um efeito na transmissão nervosa no corno dorsal e nos neurónios superiores. O sistema opióide interno pode estar envolvido na libertação de encefalina, endorfinas, beta-endorfina e dinorfina.

A ventosa foi utilizada juntamente com a acupunctura e a moxabustão. De acordo com a medicina chinesa, o "Qi" é a energia fundamental da vida e flui em tudo. A natureza do "qi" é quente e fluida, pelo que se pensa que uma doença bloqueia o fluxo e se torna congestionada. Por esta razão, entre os chineses, pensa-se que as ventosas equilibram o "qi". As chávenas são aplicadas ao longo dos pontos de acupunctura ("meridianos") e no local da dor (Ford 2013). Os chineses usavam chifres como chávenas e colocavamnas ao longo dos meridianos. No entanto, os chineses usavam o fogo para criar sucção, principalmente como parte da tradição. No entanto, o fogo é raramente utilizado atualmente para criar sucção devido aos alarmes de fumo no Ocidente. Mais recentemente, a ventosa seca é preferida à ventosa húmida por ser mais conveniente e mais fácil de utilizar. (Ford 2013).

É também possível que o efeito da estimulação do ponto P6 se deva à inibição da secreção de ácido gástrico e à melhoria do movimento do estômago [Wang 2006 e Cui, 2012]

No geral, os nossos resultados apoiam os resultados anteriores da acupunctura e da acupressão, na medida em que a pressão no ponto P6 por ventosas secas pode ter um efeito terapêutico específico na prevenção da incidência de enjoos matinais em pacientes submetidos a cirurgia de colecistectomia laparoscópica. Também é digno de nota que nenhum dos pacientes em nosso estudo relatou efeitos colaterais incomuns (Farhadi et al., 2016).

No meu estudo, o efeito da terapia de ventosas foi aprovado no tratamento de náuseas e vómitos durante a gravidez (Mohamed 2016)

Este estudo aplicou-se a 30 mulheres grávidas divididas em dois grupos. Ambos os grupos foram aconselhados a mudar o seu estilo de vida, a dividir a sua dieta em cinco ou seis refeições, a evitar alimentos picantes ou gordos e a tomar vitamina B6 uma vez por dia. Além disso, os participantes do grupo A sentam-se numa posição sentada confortável e prolongada, com o antebraço apoiado, e o terapeuta detecta o ponto P6 (a localização do ponto P6 situa-se entre os tendões do músculo flexor radial do carpo e do músculo palmar longo, cerca de 5 cm proximal à prega distal do pulso) e o terapeuta utiliza um pequeno copo colocado no pulso da mão dominante do participante no ponto P6 com pressão negativa (60-100 mmHg) induzida durante 3-5 minutos, 3 vezes por dia, durante 2 semanas. O terapeuta detecta o ponto de acupunctura P6 para cada mulher e permite-lhe fazer a aplicação por si própria. As mulheres deste grupo foram instruídas a enviar diariamente uma fotografia telefónica ao investigador do estudo e uma chamada telefónica diária do investigador do estudo para avaliar a sua sensação geral de bem-estar e para encorajar a sua participação no ensaio. foram avaliadas pelo questionário de qualificação única de vómitos e náuseas na gravidez (PUQE) no início do estudo e após 2 semanas Este questionário está dividido em 2 partes, a primeira parte para detetar a frequência de náuseas e vómitos e a sensação de peso seco sem vómitos e a segunda parte para detetar o efeito da primeira parte na qualidade de vida dessas mulheres grávidas [19]

Os resultados do presente estudo demonstraram que houve uma diminuição da frequência de vómitos e náuseas entre ambos os grupos no pós-tratamento (p<0,05) e esta redução significativa favoreceu o grupo A com a estimulação do ponto P6. Também houve melhora na qualidade de vida em ambos os grupos no pós-tratamento (p<0,05) e esse aumento significativo favoreceu o grupo A.

Capítulo 4. Ventosas secas na dismenorreia

A dismenorreia é uma queixa ginecológica comum entre as jovens do sexo feminino, com um efeito importante na eficiência laboral e na qualidade de vida (Hareel , 2008).

Define-se como dor durante a menstruação no sexo feminino, com início sempre durante a adolescência, existindo dois tipos: dismenorreia primária e secundária. A dismenorreia primária ocorre sem patologia pélvica (Sharma, et al., 2012), os sintomas mais comuns são a dor na parte inferior do abdómen e nas costas, podendo chegar à parte interna das coxas, podendo ocorrer outros sintomas como sensibilidade mamária, náuseas, vómitos, diarreia, fadiga e dor de cabeça (Harada, 2013). As causas da dismenorreia primária não são identificadas com exatidão, mas a maioria das queixas pode dever-se à secreção de prostaglandinas, em particular (PGF2a). As prostaglandinas são importantes estimuladores da contratilidade uterina (Mueller et al., 2000). A produção excessiva de prostaglandinas endometriais pode ser uma das principais causas das fortes contracções uterinas e da ocorrência temporária de isquemia no útero, que diminui o oxigénio uterino e resulta em dor abdominal intensa.

Existem métodos alternativos no campo da fisioterapia como o TENS, a Acupunctura, a aplicação de calor; o laser de baixa intensidade e o exercício aeróbico têm um efeito analgésico que pode ser utilizado no tratamento da dismenorreia sem efeitos secundários [Lais Rodrigues, 2014]

Ventosas e dismenorreia

Explicação da ventosas secas funciona com base no princípio de desvio de resíduos do local da explicação da área afetada (Shah, 1998).(Shah, 1998) É referido que o desvio do fluxo sanguíneo das vísceras resulta no alívio da congestão na área pélvica e suprime as prostaglandinas e a libertação de beta endorfinas, produzindo analgesia endógena.(Walls et al, 1998)) Do mesmo modo, é possível que a terapia de ventosas secas também suprima as prostaglandinas e a libertação de beta endorfinas, produzindo analgesia, uma vez que desvia o fluxo sanguíneo do útero. Por conseguinte, a terapia com ventosas secas foi eficaz no alívio da dismenorreia primária. Isto comprova a afirmação dos antigos estudiosos Unani de que alivia a dismenorreia, especialmente em raparigas jovens (Frattini et al., 1977). Além disso, a um nível biológico semelhante ao da acupressão e da acupunctura, a terapia com ventosas funciona estimulando ou activando (1) o sistema imunitário, (2) a secreção de encefalina, (3) a libertação de neurotransmissores, (vasoconstrição e dilatação, e (5) as portas da dor no sistema nervoso central que interpretam a sensação de dor (Ullah K et al., 2007).

De um modo geral, a maior parte da informação sobre a dor na cintura pélvica foi recolhida nos países ocidentais. De facto, foi realizado um número limitado de estudos sobre a dor da cintura pélvica e a dor lombar relacionadas com a gravidez nos países de Leste e do Médio Oriente. Os resultados de um estudo iraniano que avaliou a diferença entre a dor na cintura pélvica e a dor lombar durante a gravidez mostraram que 91 (28%), 43 (13,2%) e 27 (8,3%) mulheres sofriam de dor na cintura pélvica, dor lombar e ambas as dores, respetivamente. Além disso, a Escala Visual Analógica (EVA) revelou que a intensidade da dor era de 5,6 entre as mulheres com dor na cintura pélvica. Nesse estudo, uma em cada duas mulheres sofria de dor na cintura pélvica e a prevalência desta dor era duas vezes superior à da dor lombar. Isto implica que a dor na cintura pélvica é um problema de saúde importante entre as mulheres grávidas iranianas e requer mais atenção por parte das autoridades do sistema de saúde e de tratamento.

Capítulo 5. Ventosas e dores de costas pós-parto

As dores nas costas estão geralmente relacionadas com as alterações do peso corporal e da mobilidade resultantes do transporte do feto durante o período de gravidez. O aumento de peso durante a gravidez direcciona o centro de gravidade do corpo para a frente e, consequentemente, aumenta a pressão imposta à coluna lombar. Isto acaba por conduzir a uma disfunção da sínfise púbica. No entanto, o tratamento baseado em exercícios contínuos é importante para a gestão da dor pós-parto e é acompanhado por uma melhoria da função, da qualidade de vida relacionada com a saúde e do estado fisiológico.(Mens . 1996) Em geral, vários métodos, incluindo repouso, compressas tópicas quentes ou frias, fisioterapia, estimulação nervosa através da pele, massagem, acupunctura, aromaterapia, relaxamento, plantas herbáceas e cintos de apoio para a estabilidade postural, têm sido recomendados para a gestão da dor durante a gravidez.(Wang et al., 2005) Para além da medicina tradicional, a acupunctura, enquanto medicina alternativa, tem-se revelado bastante eficaz no tratamento da dor lombar (Yin , 1997). A terapia com ventosas é um dos ramos da medicina alternativa que se aplica à maioria das condições de dor, sendo uma técnica médica tradicional das culturas europeia, asiática e do Médio Oriente. Trata-se, de facto, de um tipo de fisioterapia que é aplicada por especialistas em acupunctura ou por outros indivíduos. Este método melhora (Zang et al., 2010) o fluxo sanguíneo subcutâneo e, consequentemente, estimula o sistema nervoso autónomo e reduz a dor (Arshyiva, 2010). Além disso, a terapia de ventosas secas envolve a estimulação da pele por sucção. Neste método, é produzido um vácuo parcial através da produção de calor dentro do copo de ventosas depois de este ser aplicado na pele. Na ventosa seca ou de fogo, os copos são aplicados na pele intacta. De facto, a ventosa é aplicada para aumentar a circulação sanguínea e linfática local e para aliviar a tensão muscular dolorosa.(Lauche et al., 2011)(cui e Cui, 2012) Neste estudo, o ponto BL23 ou Shenshu foi selecionado para a terapia com ventosas. Este ponto está localizado 1,5 cun lateral à linha média posterior, ao nível do bordo inferior do processo espinhoso da segunda vértebra lombar, proporcionando assim a oportunidade de colocar adequadamente as ventosas num espaço plano. Este ponto tem sido utilizado no tratamento de síndromes de dor, tais como inchaço da zona lombar e dos joelhos, dor genital e distúrbios ginecológicos, incluindo infertilidade (Sabina, 2011).

Capítulo 6. A ventosa terapêutica e a fibromialgia

A síndrome da fibromialgia é uma doença caracterizada por dor crónica generalizada associada a fadiga, perturbações cognitivas, distúrbios do sono e sofrimento somático e/ou psicológico acentuado (Hauser et al., 2009 e Walf et al., 2010). Entre 2,9 e 3,8% da população geral na Europa sofre de fibromialgia (Branco et al., 2010), sendo a maioria mulheres. Apenas algumas terapias complementares foram recomendadas nas directrizes de tratamento, no entanto a terapia com ventosas não foi incluída devido à falta de provas (Eich et al., 2012) Langhorst,2012)

De acordo com as teorias comuns, os efeitos da ventosaterapia podem incluir o aumento da microcirculação, a desintoxicação dos tecidos e o subsequente alívio da tensão muscular dolorosa. Foram detectados efeitos favoráveis da terapia com ventosas em doentes com dores crónicas11 , por exemplo, dores no pescoço e enxaquecas lombares (AlBedah, 2015), mas, no caso da fibromialgia, apenas estão disponíveis provas de um estudo chinês não controlado que mostra que duas semanas de ventosas diárias conduzem a uma diminuição substancial da intensidade da dor. Uma vez que os doentes com a síndrome da fibromialgia referiram uma elevada prevalência de utilização de terapias complementares e alternativas21 , são necessários mais estudos para estabelecer uma base de dados sólida sobre a eficácia dessas intervenções. (Ahmadi, 2008)

Os copos foram aplicados na parte superior e inferior das costas dos doentes de forma semi-padronizada nos músculos trapézio, elevador, grande dorsal ou glúteo máximo, bem como individualmente, de acordo com o exame físico do doente. Foram colocados quatro a oito copos de vidro acrílico com 50-100 mm de diâmetro sobre a pele. A pressão negativa foi ajustada para um nível confortável e os copos foram fixados com fitas elásticas. Após 10 a 15 minutos, os copos foram retirados. (Romy et al., 2016)

Capítulo 7. A ventosa terapêutica e a fasceíte plantar

A dor da fascite plantar é uma inflamação na superfície plantar do pé (o início da dor é geralmente gradual e ocorre tipicamente no calcanhar medial plantar (Goff. 2011).). A maioria dos doentes sente dor e aperto quando dá os primeiros passos de manhã, imediatamente após se levantar da cama ou após um período de repouso prolongado, como estar sentado à secretária durante o dia.) Normalmente, a dor melhora depois de caminhar durante um curto período de tempo, mas pode intensificar-se depois de actividades prolongadas de suporte de peso, incluindo estar de pé, caminhar ou correr.

A fáscia plantar é uma aponeurose fibrosa espessa formada por 3 bandas de fibras de colagénio conectivas densas que se ligam proximalmente à tuberosidade medial do calcâneo e se expandem distalmente para as bainhas dos tendões flexores e para a base das falanges proximais (Martinelli et al., 2014). Esta importante estrutura fornece os suportes estáticos e dinâmicos para o arco do pé, transmitindo forças entre o calcanhar e o antepé durante as actividades de suporte de peso. Tal como a terminologia da fascite plantar implica, a fascite plantar tem sido tradicionalmente considerada um processo inflamatório. No entanto, descobertas recentes sugerem que a fasceíte plantar é uma degeneração crónica que causa um espessamento e fibrose acentuados da fáscia plantar, juntamente com necrose do colagénio, metaplasia condroide e calcificação (Schwartz, 2014). Por conseguinte, tem sido defendido que o fasciosismo plantar pode ser uma terminologia mais adequada em comparação com a fasceíte plantar. Embora o diagnóstico de fasceíte plantar se baseie normalmente na história do doente, nos factores de risco e nos resultados do exame físico, uma vez que o mecanismo de cura da degeneração crónica é pouco conhecido, o tratamento da fasceíte plantar é frequentemente difícil.) Existem poucas provas convincentes para apoiar as várias abordagens de tratamento da fascite plantar). Por exemplo, a mobilização da articulação do tornozelo e do pé não foi recentemente considerada mais eficaz do que os alongamentos e os ultra-sons no tratamento da fascite plantar (Shashua, 2015). Para a fasceíte plantar crónica recalcitrante que dura mais de seis meses após o tratamento conservador, recomenda-se a cirurgia1). Além disso, provas recentes demonstraram que o agulhamento a seco pode reduzir significativamente a dor plantar no calcanhar12). No entanto, as Directrizes de Prática Clínica revistas, publicadas pela Secção Ortopédica da Associação Americana de Fisioterapia (APTA), intituladas "Heel Pain-Plantar Fasciitis: Revisão 2014" afirma que "o agulhamento seco de pontos de gatilho não pode ser recomendado para indivíduos com dor no calcanhar/fascite plantar").

Num determinado estudo sobre a comparação entre a terapia com ventosas e a estimulação eléctrica no tratamento da fascite plantar, verificou-se que não havia qualquer diferença entre as duas modalidades e que a terapia com ventosas secas e a terapia com estimulação eléctrica tinham um nível de eficácia semelhante na diminuição da dor e na melhoria da função em doentes com fascite plantar. Curiosamente, os mecanismos terapêuticos da terapia de ventosas secas podem ser diferentes dos da terapia de estimulação eléctrica. Acredita-se que a terapia de ventosas secas diminui a dor através da utilização da pressão negativa local para promover o fluxo sanguíneo, enquanto a terapia de estimulação eléctrica estimula os neurónios sensoriais de fibras grandes e diminui as entradas nociceptivas para o sistema nervoso central através dos mecanismos da teoria do controlo da porta (Weiqing et al., 2017)

Capítulo 8. A ventosa terapêutica e a celulite

A celulite (ginoidlipodistrofia) é uma alteração da forma da pele e do tecido subcutâneo da pele que afecta particularmente as mulheres pós-púberes, com um rácio de 80-90%1 A apresentação da doença inclui covinhas irregulares na pele, frequentemente na coxa, e o aspeto de queijo fresco ou de cascas de laranja (Muzeyyen et al., 2015)

Adipócitos aumentados, hipertrofia localizada dos adipócitos, tecido conjuntivo enfraquecido e microcirculação reduzida devido à compressão da vasculatura capilar pelos lóbulos de gordura são alterações patológicas subjacentes associadas à celulite Rossi AB & Vergnanini AL, 2000)

No entanto, a obesidade agrava a presença da celulite. Os factores que predispõem a esta condição são a tendência genética, o desequilíbrio hormonal, os medicamentos que provocam a retenção de líquidos, o estilo de vida sedentário, a imobilidade, as roupas apertadas, o tabagismo, a ingestão de álcool, uma dieta não equilibrada com um consumo excessivo de gorduras, sal e hidratos de carbono, o stress, a ansiedade, os distúrbios emocionais e o facto de ser branco.

A insatisfação corporal resultante da celulite pode afetar a saúde física e emocional das mulheres. Na época atual, a cultura atribui um forte valor à aparência das mulheres e ao facto de serem atraentes. O impacto poderoso e inconsciente dos meios de comunicação social na imagem corporal das mulheres molda a autoconfiança e provoca a autocrítica. Este facto pode manifestar-se nas mulheres sob a forma de distúrbios alimentares, baixa autoestima e baixa auto-confiança.

Entre os métodos físicos e mecânicos utilizados para curar a celulite, contam-se a iontofrese, os ultra-sons, a termoterapia, a pressoterapia, a drenagem linfática, a ectrolipoforese, a radiofrequência, a radiação infravermelha de onda longa, o laser e os agentes farmacológicos, incluindo as metilxantinas, o isoproterenol e a adrenalina (Mlosek et al., 2012)

Além disso, existem ingredientes cosméticos com atividade anticelulítica bem documentada, como a cafeína, o retinol, a forskolina, o lótus sagrado, a carnitina e a escina (Dupont et al., 2014). Além disso, um novo método de tratamento sugeriu que a celulite se desenvolve como resultado de alterações no sistema linfático, e o sistema linfático e a microcirculação devem ser estimulados para tratar o problema. A estimulação foi criada com massagem de drenagem linfática neste novo método (de Godoy et al., 2012) .

A drenagem linfática e a micro-circulação também podem ser estimuladas com a terapia de ventosas. A terapia com ventosas aplica um vácuo e uma pressão negativa numa área localizada da pele. O efeito de sucção produzido pela ventosa cria uma pressão negativa e puxa a pele para cima15. Esta pressão negativa permite drenar os fluidos acumulados, as toxinas e outros compostos químicos, como os lípidos, do fluido intersticial para o sangue e para os capilares linfáticos (Tham et al., 2006)

A terapia de ventosas pode ser aplicada com uma variedade de tipos, incluindo ventosas em movimento, ventosas retidas e ventosas pulsantes. O método de ventosas secas em movimento é proeminente devido à combinação da pressão negativa resultante da terapia de ventosas secas e do efeito de massagem do movimento (Cao H, 2012) ...

As vantagens da terapia com ventosas em movimento seco são o facto de ser não invasiva, indolor e prática. A terapia com ventosas secas em movimento pode, hipoteticamente, melhorar a micro circulação e a drenagem linfática e, consequentemente, curar a celulite. No entanto, há falta de estudos na literatura sobre o efeito da terapia com ventosas em movimento seco na celulite.

O dispositivo de ventosas foi colocado na parte anterior da parte inferior da coxa direita e bombeado duas vezes para permitir a protuberância da pele com 1,5 cm de diâmetro15 e depois o dispositivo foi deslocado para a parte superior da coxa. Esta massagem com direção longitudinal foi repetida 6 vezes na parte anterior da coxa. Para a aplicação seguinte, o dispositivo de ventosas laterais foi deslocado para a parte externa da coxa. A massagem nesta parte foi iniciada na parte inferior externa da coxa e incluiu movimentos da parte externa para a parte interna da coxa, e vice-versa, numa direção transversal. Assim, a segunda fase da massagem incluiu as partes externa e anterior da coxa. Depois de terminada a massagem na parte anterior da coxa, os sujeitos viraram-se para a posição de decúbito ventral, tendo sido aplicado o mesmo procedimento na parte posterior da coxa. Após a conclusão da massagem na coxa direita, os mesmos passos foram aplicados na coxa esquerda. A duração da aplicação das ventosas em cada coxa foi de 15 minutos, num total de 30 minutos para ambas as pernas (Muzeyyen et., 2015).

Capítulo 9. Ventosas secas e dor perineal

A dor perineal é uma morbilidade importante nos primeiros dias após o parto. Globalmente, um quinto da população feminina sente este desconforto até 10 dias após o parto vaginal natural (NVD) (McAllister, 2004). O traumatismo perineal foi registado em 63% dos partos vaginais, 15% das episiotomias, 46% das rupturas espontâneas e 2% das rupturas espontâneas acompanhadas de episiotomias. Por conseguinte, um grande número de mulheres sofre um traumatismo perineal após o parto (Turner, 2006). A dor pode reduzir a mobilidade, causar desconforto ao urinar e defecar, ter efeitos negativos na amamentação, interferir com os cuidados que a mulher presta a si própria ou aos seus bebés e levar à depressão e fadiga maternas. Além disso, a dor perineal e a dor de longa duração durante o puerpério podem ter efeitos a longo prazo, como relações sexuais dolorosas, até mais de 18 meses após o parto (4). %). A dor é a razão mais importante para o tratamento e vários métodos complementares, bem como a medicina tradicional, têm sido aconselhados para o alívio da dor. Quanto mais intensa for a dor, maior será o número de tratamentos utilizados (). Devido ao facto de, independentemente da incidência de rutura, a maioria das mulheres sentir dor perineal nos primeiros dias do puerpério, podem ser utilizadas intervenções para o alívio da dor. Estas intervenções incluem opções farmacológicas, como o paracetamol, anti-inflamatórios não esteróides (aspirina e naproxeno, etc.) e opióides, bem como métodos não farmacológicos, como a estimulação eléctrica nervosa subcutânea, a massagem e a utilização de sacos de gelo locais (Wallace, 2002 e Sultan, 2002). Para além disso, a terapia com ventosas é um tipo de fisioterapia muito importante no tratamento de doenças, em particular de síndromes dolorosas (Michalsen, 2009). A ventosaterapia remove os fluidos extra, solta e move as articulações do tecido conjuntivo, direcciona o fluxo sanguíneo para a pele e os músculos, estimula o sistema nervoso periférico e reduz a dor (Farhadi, 2009). A ventosa foi realizada por pessoas com formação em ventosa e em ambiente clínico, tendo sido utilizada no tratamento da dor em diferentes doenças. A terapia de ventosas é uma técnica médica antiga da Europa, da Ásia e da cultura do Médio Oriente. Cada uma das diferentes técnicas de ventosa cria uma ventosa na zona dolorosa. A ventosa seca ou de fogo é utilizada para a pele normal (pele intacta), enquanto que na chamada ventosa húmida ou de sangue (hijama), a pele é cortada. A ventosa é aplicada para aumentar a circulação sanguínea e linfática local e para aliviar a tensão muscular dolorosa.

A ventosa direcciona o fluxo sanguíneo para a pele e os músculos e estimula o sistema nervoso periférico. Também estimula o sistema nervoso autónomo através da mediação dos sistemas imunitário e neuro-hormonal, acabando por reduzir a dor dos doentes (Kim, 2011).

Os doentes foram deitados em posição de decúbito ventral e a ventosa foi efectuada da seguinte forma: 3-4 copos com diâmetros de 75 mm a 120 mm para indivíduos obesos e magros foram mantidos invertidos sobre o ponto BL23. Utilizou-se um copo de vidro para criar sucção sobre uma área dolorosa. À medida que o ar no interior dos copos era arrefecido, era criado vácuo, puxando a pele para cima dentro de cada copo

Os copos foram retirados após 10 a 20 minutos, dependendo da cor das chamadas marcas circulares de ventosas, que variam de ligeiramente rosadas a rosa escuro. As ventosas foram efectuadas em dias alternados. Foi levantada a hipótese de que mudanças específicas nas estruturas teciduais locais ocorrem como resultado da pressão negativa local nos copos usados que estica o nervo e o músculo, aumentando assim a circulação sanguínea e linfática e causando auto-hemólise e aliviando a tensão muscular dolorosa (Akbarzade et al., 2016).

Capítulo 10. Ventosas húmidas na saúde da mulher

A ventosa pode ser húmida ou seca. Na ventosaterapia seca, os copos são colocados sobre a pele intacta e o objetivo é simplesmente remover o sangue e os fluidos do local da inflamação para a superfície da pele.

A ventosaterapia húmida, também conhecida como sangria, consiste em fazer uma incisão de cerca de 1,5 ml de profundidade e 1,5 ml de largura com um tipo especial de lanceta na região da pele onde é aplicado o copo. O objetivo é remover o sangue superficial que flui para o copo, que se pensa estar cheio de químicos tóxicos (Bondok 2006b).

A ventosa é realizada através da criação de um vácuo no copo colocado sobre a pele, quer aplicando um copo aquecido sobre a pele que consome o ar no seu interior (ventosa de fogo), quer utilizando uma bomba de sucção (ventosa de sucção). Na ventosa de fogo, o praticante pode utilizar uma chávena de vidro, de metal ou de madeira (bambu). As ventosas são então aquecidas queimando algodão embebido em álcool dentro das ventosas. A chávena é então colocada virada para baixo sobre a pele, uma vez que o calor cria sucção sobre a pele. A ventosa de sucção utiliza uma bomba de sucção para bombear o ar para fora da chávena depois de esta ser aplicada na pele (Bondok 2006b). De acordo com a Sociedade Britânica de Ventosas (BCS), o procedimento de ventosas húmidas deve ser realizado em condições assépticas e os pacientes dão o seu consentimento depois de serem informados dos benefícios e riscos associados à ventosas. Pode ser considerado como uma pequena cirurgia (Younis 2013). Utiliza copos de plástico com bombas de sucção. A superfície de tratamento é limpa primeiro, depois é colocado um copo na superfície da pele e é criado vácuo pela bomba de sucção, que é mantido durante 3 minutos. O copo é retirado e são efectuadas pequenas incisões com uma lanceta de sucção, certificando-se de que é deixada alguma distância entre as incisões e que os cortes são feitos de acordo com os contornos da pele. Deve sublinhar-se que as incisões são apenas superficiais e não profundas. Coloca-se novamente uma taça na região incisada e aplica-se sucção, o que removerá o sangue superficial. A sucção é deixada durante três minutos e o copo é retirado suavemente, removendo o sangue com o tecido. Este procedimento é repetido três vezes e o sangue deve ser removido no final de cada ciclo de três minutos. O local do tratamento é então limpo com um spray ou creme antissético e, em seguida, é colocado um penso médico à prova de água sobre o local do tratamento. Os doentes são instruídos para não lavarem o local de tratamento durante um mínimo de 24 horas devido ao risco de infeção. Todos os resíduos, incluindo os copos, são colocados num saco de resíduos clínicos e a lanceta de punção capilar no contentor de resíduos cortantes clínicos (Younis 2013).

Capítulo 11. Ventosas húmidas e síndrome do túnel cárpico

O tratamento convencional para a síndrome do túnel cárpico (STC) consiste normalmente numa tala para o pulso, em agentes anti-inflamatórios orais, na injeção local de corticosteróides e, se for muito grave, na cirurgia. No entanto, todos estes tratamentos não são completamente satisfatórios e, por isso, Michalsen et al. (2009) realizaram um estudo para verificar os efeitos da terapia com ventosas húmidas na STC. Os resultados mostraram que a terapia com ventosas melhorou os sintomas mais do que um simples penso térmico. A incapacidade associada à dor foi aliviada e a dor no pescoço também foi significativamente reduzida. No entanto, estes efeitos positivos foram apenas para os benefícios a curto prazo da ventosa húmida, uma vez que se baseou apenas numa sessão de ventosa. Neste estudo, a região do ombro foi sujeita a ventosas devido à sua relação com o nervo mediano. Na STC grave, o endurecimento do subcutâneo e as alterações do tecido conjuntivo ocorrem na região do ombro. No entanto, noutro estudo, foi demonstrado que a colocação de ventosas nesta mesma região não melhorou os sintomas da STC a longo prazo, o que foi citado no estudo realizado por Michalsen et al. (2009). Estes estudos sugerem que a aplicação de ventosas húmidas pode ser eficaz apenas a curto prazo, mas são necessários mais estudos para investigar este aspeto. Uma das limitações de Michalsen et al. (2009) é o facto de, devido à pequena dimensão da amostra, a magnitude do efeito poder ter sido sobrestimada.

Segundo alguns relatos, a ventosa é benéfica através dos efeitos do cortisol, que reduz o stress, e da dopamina, que actua na via da recompensa no cérebro. O mecanismo não é claro, mas como as ventosas afectam estes neurotransmissores, pode presumir-se que a dor é reduzida desta forma. Há também a libertação de opiáceos endógenos, como as endorfinas, que provocam euforia, o que pode fazer com que se sinta melhor. Por outro lado, ainda não se sabe onde é que a ventosaterapia actua ao longo das vias da dor, se é mais abaixo, na medula espinal, ou mais acima, no córtex límbico, pelo que são necessárias mais investigações para identificar este aspeto (citado por Ahmed et al., 2005).

Além disso, uma vez que o sangue de ventosas tem uma composição diferente da do sangue venoso (Bilal et al., 2011), pode haver um efeito no sistema hematológico. Uma ideia poderia ser a de que regula a coagulação e a anticoagulação através da redução do fibrinogénio ou, uma vez que reduz o hematócrito, pensa-se que há um aumento do fluxo sanguíneo e do oxigénio para os órgãos (Ahmadi et al., 2008).

Além disso, há uma inflamação no local da ventosaterapia, como se pode ver pela vermelhidão e formação de bolhas (Al-Rubaye 2012), o que levou as pessoas a assumir que a ventosaterapia pode ter um efeito no sistema imunitário.

Um mecanismo possível poderia ser que, devido a esta inflamação local, é provável que haja um aumento dos marcadores inflamatórios, como o TNF (fator de necrose tumoral) e o interferão (Ahmadi et al., 2008).

De acordo com os resultados da literatura, não se verificaram muitos efeitos secundários associados à ventosas húmidas. Houve um caso de paniculite relatado por um indivíduo (citado por Yoo e Tusk 2004). Outros efeitos secundários da ventosaterapia húmida são o aumento do risco de infecções por hepatite B e C, HPV e

VIH, uma vez que na medicina antiga era utilizado um corno para muitos pacientes. No entanto, estudos recentes mostraram que não se registaram infecções quando foram utilizados métodos esterilizados (Farhadi et al., 2009). Atualmente, a prática da ventosa utiliza habitualmente métodos estéreis, reduzindo assim a probabilidade de efeitos secundários indesejados.

Farhadi et al. (2009) referiram que o efeito adverso da ventosa húmida era o desmaio (síncope vaso-vagal), mas só foi observado nos doentes mais jovens. Outros efeitos secundários gerais são lesões circulares com equimoses, uma vez que a ventosa rompe os vasos sanguíneos superficiais na derme papilar (Yoo e Tusk 2004)

Capítulo 12. Terapia de ventosas húmidas e dores no pescoço

A dor crónica do pescoço e dos ombros (DNS) é um tipo de dor músculo-esquelética que ocorre tipicamente em pessoas de meia-idade ou mais velhas [Schell etal., 2008]. A prevalência de NSP é de aproximadamente 16% a 78% na população em geral. O impacto da dor crónica na família inclui actividades sociais, mudanças de vida, impacto emocional e alteração de planos futuros (West. Et al., 2012).

O mecanismo de colocação de ventosas consiste em criar um vácuo na pele, com a consequente pressão negativa a resultar na rutura dos capilares. Este método é conhecido como ventosas retidas ou secas [Cao et al., 2010]. A pele da área localizada fica ruborizada e pode apresentar petéquias e equimoses ou nódoas negras, em que a duração é terapeuticamente benéfica [Pringle, 2007]. A ventosa tem múltiplas funções terapêuticas que incluem (1) aquecer os canais para remover o frio, (2) promover a circulação do qi e do sangue, (3) aliviar o inchaço, (4) acelerar a cicatrização, (5) ajustar a temperatura corporal, (Lee et al., 2011).

Os pontos de acupunctura tradicionais, jianshongshu (SI 15), jianjing (GB 21) e jianju (LI 15), foram sugeridos para melhorar a NSP. O ponto SI 15 está posicionado nas costas, cerca de 3 a 4 cm lateralmente ao bordo inferior do processo espinhoso da sétima vértebra cervical (dazhui). Este ponto está associado a dores nos ombros e nas costas e a tosse. O GB 21 está situado no ponto médio que liga o ponto dazhui (DU 14) e o acrómio (o pico do ombro). É utilizado principalmente para tratar dores de cabeça, dores no pescoço, perturbações da fala induzidas por AVC e dores nos ombros, costas e braços. O ponto LI 15 está localizado no lado lateral do braço e no músculo deltoide.

É a área deprimida distal e anterior ao acrómio quando os braços são esticados para fora ou para a frente. Este ponto é utilizado para tratar a dor na articulação do ombro e a hemiplegia [1 Chen, 1993...].

A literatura atual continua a ser escassa em estudos sobre as diferenças de temperatura da pele nos pontos de acupunctura em relação ao efeito térmico da terapia com ventosas. Liu et al. mostraram que a temperatura localizada da pele aumentou [20, 21], enquanto a pressão arterial diminuiu após a TC. Sugere-se que essas respostas fisiológicas à TC podem estar relacionadas ao efeito terapêutico positivo. Atualmente, devido à escassez de pesquisas disponíveis com foco na pele (Xu, et al., 2014)

Referências

Abu-Shady, E.A (2005) "Immunomodulatory effects of bloodletting cupping therapy in patients with Rheumatoid Arthritis", The Egyptian Journal of Immunology, 12(2), pp.39-51.

Ahmadi A., Schwebel D. C. & Rezaei M. The efficacy of wet-cupping in the treatment of tension and migraine headache. Am J Chin Med 36, 37[44, doi: 10.1142/s0192415x08005564 (2008). [PubMed] [Cross Ref

Akbarzade M, Ghaemmaghami M, Yazdanpanahi Z, et al. Comparação do efeito da terapia de ventosas secas e acupressão no ponto BL23 na intensidade da dor perineal pós-parto com base na forma curta do questionário de dor Mcgill.J Reprod Infertil. 2016;17:39-46.

AlBedah A. et al. A utilização de ventosas húmidas para a dor lombar persistente e inespecífica: Ensaio Clínico Controlado Randomizado. J Altern Complement Med, doi: 10.1089/acm.2015.0065 (2015). [PMC free [artigo] [PubMed] [Cross Ref

Al-Rubaye, K.Q.A (2012) "As alterações clínicas e histológicas da pele após a terapia com ventosas (Al-Hujamah)", Journal of the Turkish Academy of Dermatology, 6(1).

Anderson B. C., Anderson R. J. Avaliação do paciente com queixas no ombro. UpToDate, 2011,

Annis NM, Cash TF & Hrabosky JI, Body image and psychosocial differences among stable average weight, currently overweight, and formerly overweight women: the role of stigmatizing experiences, Body Image, 1(2) (2004)155-167.

Arshyiva S, Khaleeq UR, Muzn F, Azad L. Eficácia do Hi jamat Bila Shurt (ventosas secas) na intensidade da dor na dismenorreia; um estudo preliminar. Ciência Antiga da Vida. 2010;30:47-50. [PMC free article] [PubMed]

Backon J. Ginger in preventing nausea and vomiting of pregnancy: a caveat due to its thromboxane synthetase activity and effect on testosterone binding. Eur J Obstet Gynecol Reprod Biol. 1991;42:163- 164. [PubMed]

Bagatin E, Miot HA, Soares JL, et al., Long-wave infrared radiation reflected by compression stockings in the treatment of cellulite: a clinical double-blind, randomized and controlled study, Int J Cosmet Sci,35(5) (2013) 502-509.

Bayrakci Tunay V, Akbayrak T, Bakar Y, Kayihan H & Ergun N, Effects of mechanical massage, manual lymphatic drainage and connective tissue manipulation techniques on fat mass in women with cellulite, J Eur Acad Dermatol Venereol,24(2)(2010) 138-142.

Berman B, Langevin H, Witt C, Dubner R. Acupuncture for chronic low back pain. N. Engl J. Med. 2010,363:454-461.

Bilal, M. Khan, R.A. Ahmed, A. and Afroz, S (2011) 'Partial evaluation of technique used in cupping therapy', Journal of Basic and Applied Sciences, 7(1), p p p . 6 5 - 6 8.

Bondok, S.M.A. (2006) Cupping the great missing , therapy, Cairo, Dar Al-Salam

Branco J. C. et al. Prevalência da fibromialgia: um inquérito em cinco países europeus. Semin Arthritis Rheum 39, 448-453, doi: 10.1016/j.semarthrit.2008.12.003 (2010). [PubMed] [Cross Ref]

Broadhurst N. A., Barton C. A., Yelland L. A., Martin D. K., Beilby J. J. Managing shoulder pain in general practice. Australian Family Physician. 2006;35(9):751-752. [PubMed]

C. K. Usher, K. Foster, and L. Stewart, "Chronic pain and the family: the experience of the partners of people living with chronic pain," Journal of Clinical Nursing, vol. 21, no. 23-24, pp. 3352-3360, 2012.

Cabioglu M, Ergene N, Tan U. Cessação do tabagismo após tratamento com acupunctura.IntJ Neurosci. 2007;117(5):571-78

Cao H, Han M, Li X, et al., Clinical research evidence of cupping therapy in China: a systematic literature review, BMC Complement Altern Med,10 (2010)70.

Cao H, Li X & Liu J, An updated review of the efficacy of cupping therapy, PLoS One, 7(2) (2012) e31793.

Cao H, Li X, Yan X, et al. Terapia com ventosas para o tratamento da dor aguda e crónica: Uma revisão sistemática de ensaios clínicos aleatórios. Jornal de Ciências Médicas Tradicionais Chinesas. 2014;1:49-61.

Cao H., Han M., Li X., et al. Evidência de investigação clínica da terapia de ventosas na China: uma revisão sistemática da literatura. BMC Complementary and Alternative Medicine. 2010;10, artigo 70:10. doi: 10.1186/14726882-10-70. [PMC free article] [PubMed] [Cross Ref]

Cao H., Hu H., Colagiuri B., Liu J. Terapia de ventosas medicinais em 30 pacientes com fibromialgia: uma observação de série de casos. Forschende Komplementärmedizin. 2011;18(3):122-126. doi: 10.1159/000329329. [PubMed] [Cross Ref]

Cao H., Li X., Liu J. Uma revisão actualizada da eficácia da terapia com ventosas. PLoS ONE. 2012;7(2):14.

Cramer H, Lauche R, Hohmann C, et al., Randomized controlled trial of pulsating cupping (pneumatic pulsation therapy) for chronic neck pain, Forsch Komplementmed,18(6) (2011) 327-334.

Cramer H, Lauche R, Hohmann C, et al., Randomized controlled trial of pulsating cupping (pneumatic pulsation therapy) for chronic neck pain, Forsch Komplementmed,18(6) (2011) 327-334.

Cui S, Cui J. Progresso das pesquisas sobre o mecanismo da terapia com ventosas. Zhen Ci Yan Jiu. 2012;37:506-10. [PubMed]

D.H. Chen, Ed., Clinical Graphic Acupuncture Points, Wenguang, Taipei, Taiwan, 1993.

Davis M. Nausea and vomiting of pregnancy: An evidence based review. J Perinat Neonatal Nurs. 2004;18(4):312-28.

De Godoy JM & de Godoy Mde F, Treatment of cellulite based on the hypothesis of a novel physiopathology, Clin Cosmet Investig Dermatol, 4(2011) 55-59.

De Godoy JM, Groggia MY, Ferro Laks L & Guerreiro de Godoy Mde F, Tratamento intensivo da celulite baseado em princípios fisiopatológicos, Dermatol Res Pract, 2012 (2012) 834280.

Dorina Sohn, Hyunmin Yoon, Hyangmi Jung. The Effects of Dry Cupping Therapy on the Shoulder Pain and Fatigue of Nurses (Os Efeitos da Terapia de Ventosas Secas na Dor no Ombro e Fadiga dos Enfermeiros). Journal of Pharmacopuncture. 2011;14:25-35.

Dupont E, Journet M, Oula ML, et al., Um gel tópico integral para a redução da celulite: resultados de uma avaliação de eficácia em dupla ocultação, aleatória e controlada por placebo, Clin Cosmet Investig Dermatol,7(2014)73-88.

E. Schell, T. Theorell, D. Hasson, B. Arnetz, e H. Saraste, "Impact of a web-based stress management and health promotion program on neckshoulder-back pain in knowledge workers? 12 month prospective controlled follow-up," Journal of Occupational and Environmental Medicine, vol. 50, no. 6, pp. 667-676, 2008

Eich W. et al. Síndrome da fibromialgia. Definição, classificação, diagnóstico clínico e prognóstico. Schmerz 26, 247-258, doi: 10.1007/s00482- 012-1169-x (2012). [PubMed] [Cross Ref]

El Sayed SM, Mahmoud HS e Nabo MMH. Bases médicas e científicas da terapia de ventosas húmidas (Al-Hijamah): À luz da medicina moderna e da medicina profética. Altern Integ Med.2013; 2: 1-16

Farhadi K, Schwebel DC, Saeb M, Choubsaz M, Mohammadi R, Ahmadi A. A eficácia do tratamento com cataplasma húmido para a dor lombar inespecífica no Irão: um ensaio aleatório controlado. Complement Ther Med. 2009; 17 (1): 9- 15.

Farhadi K, Schwebelb D C, Saebc M, Choubsaza M, Mohammadid R e Ahmadi A (2009), "The

Ford, R (2013) 'The use of cupping in Chinese medicine The_Use_of_Cupping.pdf (Acedido: 05 Mar 2013)

Gan TJ, Jiao KR, Zenn M, et al. A randomized controlled comparison of electro-acupoint stimulation orondansetron versus placebo for the prevention of postperative nausea and vomiting. Anesth Analg. 2004;99:1070-75

Goff JD, Crawford R: Diagnóstico e tratamento da fasceíte plantar. Am Fam Physician, 2011, 84: 676-682. [PubMed

Gold MH, Khatri KA, Hails K, Weiss RA & Fournier N, Redução da circunferência da coxa e melhoria do aspeto da celulite com energia laser de baixo nível de duplo comprimento de onda e massagem, J Cosmet Laser .Ther, 13(1) (2011)13-20

Goodwin TM, Montoro M, Mestman JH, et al. O papel da gonadotrofina coriónica no hipertiroidismo transitório da hiperémese gravídica. J Clin Endocrinol Metab. 1992;75:1333-1337. [PubMed]

H. Cao, M. Han, X. Li et al., "Clinical research evidence of cupping therapy in China: a systematic literature review," BMC Complementary and Alternative Medicine, vol. 10, artigo 70, 10 páginas, 2010. Ver no Publisher - Ver no Google Scholar - Ver no Scopus

Harada T. Dismenorreia e endometriose em mulheres jovens. Yonago Ata medica 2013;56:81-84.

Harel Z. Dismenorreia em adolescentes e adultos jovens: da fisiopatologia aos tratamentos farmacológicos e estratégias de gestão. Expert Opin Pharmacother 2008; 15:2661-72.

Hasseeb, Basic obstetrics ,6 ed, 2000.

Hauser W., Schmutzer G., Glaesmer H. & Brahler E. Prevalência e factores de previsão da dor em várias regiões do corpo. Resultados de um inquérito representativo da população alemã. Schmerz 23, 461-470, doi: 10.1007/s00482- 009-0817-2 (2009). [PubMed] [Cross Ref]

Huang C.-Y., Choong M.-Y., Li T.-S. Eficácia da terapia com ventosas na dor lombar: uma revisão sistemática. Acupunctura em Medicina. 2013;31(3):336-337.

Huang S., Cao Y. Cupping therapy. Jornal de Medicina Chinesa. 2006;82:52-57.

Jackson RF, Roche GC & Shanks SC, Um ensaio aleatório duplamente cego, controlado por placebo, que avalia a capacidade da terapia com laser de baixa intensidade para melhorar o aspeto da celulite, Lasers Surg Med,45(3) (2013)141147.

Jackson RF, Roche GC & Shanks SC, Um ensaio aleatório duplamente cego, controlado por placebo, que avalia a capacidade da terapia com laser de baixa intensidade para melhorar o aspeto da celulite, Lasers Surg Med,45(3) (2013)141147.

Kenyon, Técnica de Acupressão: Um guia de autoajuda. Healing Arts Press, Rochester, VT, 1988

Kim JI, Kim TH, Lee MS, Kang JW, Kim KH, Choi JY, et al. Avaliação da terapia de compressão húmida para a dor lombar persistente e inespecífica: um ensaio-piloto aleatório, controlado por lista de espera, aberto e de grupo paralelo. Trials. 2011; 12: 146. [PMC free article] [PubMed]

Kim K. H., Kim Y. R., Noh S. H., et al. Utilização da acupunctura para o tratamento da dor num hospital académico de medicina coreana: uma análise retrospetiva dos registos médicos electrónicos. Acupunctura em Medicina. 2013;31(2):228-234. doi: 10.1136/acupmed-2012-010257

Kim S.-B., Lee Y.-H. Análise numérica da alteração da cor da pele devido a equimoses e petéquias geradas por ventosas: um estudo piloto. Jornal de Acupunctura e Estudos dos Meridianos. 2014;7(6):306-317. doi: 10.1016/j.jams.2013.09.004. [PubMed] [Cross Ref]

Kim T.-H., Kang J. W., Kim K. H., et al. Cupping for treating neck pain in video display terminal (VDT) users: a randomized controlled pilot trial. Jornal de Saúde Ocupacional. 2012;54(6):416-426. doi: 10.1539/joh.12-0133-oa. [PubMed] [Cross

Ref]

Kuç c scu NK, Koyuncu F. Hyperemesis gravidarum: current concepts and management. *Postgrad Med J.* 2002;78(916):76-79

Kuscu N, Koyuncu F. Hyperemesis gravidarum: current concepts and management. Postgrad Med J. 2002;78:76-79. [PMC free article] [PubMed]

Lach E, Reduction of subcutaneous fat and improvement in cellulite appearance by dual-wavelength, low-level laser energy combined with vacuum and massage, J Cosmet Laser Ther,10(4) (2008) 202-209.

Laís Rodrigues Gerzson L, Padilha J, Braz M, , Gasparetto A,Targownik L,. Fisioterapia na dismenorreia primária: revisão de literatura. Rev Dor. Sâo Paulo 2014;15:290-5.

Langhorst J. et al. Terapias complementares e alternativas para a síndrome da fibromialgia. Revisão sistemática, meta-análise e directrizes. Schmerz 26, 311-317, doi: 10.1007/s00482-012-1178-9 (2012).

[PubMed] [Cross Ref]

Lauche R, Cramer H, Choi1 K-E, et al. A influência de uma série de cinco tratamentos de ventosas secas na dor e nos limiares mecânicos em pacientes com dor cervical crónica não específica - um estudo piloto controlado e aleatório. BMC Complementary and Alternative Medicine. 2011;11:63. [PMC free article] [PubMed]

Lauche R, Cramer H, Hohmann C, Choi K E,Rampp T, Saha F J, Musial F, Langhorst J e Dobos G (2012), 'The effect of traditional cupping on pain and mechanical thresholds in patients with chronic Nonspecific neck pain: A randomized controlled pilot study', Evidence-Based Complementary andAlternative Medicine, 2012.

Lauche R, Cramer H, Rampp T, et al. The influence of a series of five dry cupping treatments on pain and mechanical thresholds in patients with chronic non- specific neck pain - a randomised controlled pilot study. BMC Complementary and Alternative Medicine. 2011;11:63

Lauche R. et al. A influência de uma série de cinco tratamentos de ventosas secas na dor e nos limiares mecânicos em pacientes com dor cervical crónica não específica - um estudo piloto controlado e aleatório. BMC Complement Altern Med 11, 63, doi: 10.1186/1472-6882-11-63 (2011). [PMC livre

Leathem A. Safety and efficacy of antiemetics used to treat nausea and vomiting in pregnancy (Segurança e eficácia dos antieméticos utilizados no tratamento de náuseas e vómitos na gravidez). Clin Pharm. 1986;5:660-668. [PubMed

Lee M. S., Kim J.-I., Ernst E. Is cupping an effective treatment? Uma visão geral das revisões sistemáticas. Jornal de Acupunctura e Estudos dos Meridianos. 2011;4(1):1-4. doi: 10.1016/s2005-2901(11)60001-0. [PubMed] [Cross Ref]

Lee NM, Saha S. Náuseas e vómitos da gravidez. Gastroenterol Clin North Am 2011; 40:309.

Lin J, Chen W. Analgesia por acupunctura: Uma revisão dos seus mecanismos de ação.

Am J Chin Med. 2008;36(4):635-645.14. Cabioglu M, Ergene N, Tan U. Smoking cessation alter acupuncture treatment. Int J Neurosci. 2007;117(5):571-78.

Lin J, Chen W. Analgesia por acupunctura: Uma revisão dos seus mecanismos de ação. Am J Chin Med. 2008;36(4):635-645.

Lin K.-C., Chen M.-L., Yeh M.-L., Hsu C.-H., Chen Y.-L., Chou P. Prevalência, padrão e factores de previsão da utilização de medicina complementar e alternativa em Taiwan. Jornal de Saúde Pública de Taiwan. 2009;28(1):53-68.

Lin M, Wu H, Hsieh Y, et al. Avaliação do Efeito da Acupunctura a Laser e da Ventosas com Ryodoraku e Escala Visual Analógica na Dor Lombar. Evidence-Based Complementary and Alternative Medicine (Medicina Alternativa e Complementar Baseada em Evidências). 2012;2012:521-612. [Artigo livre PMC] [PubMed

M. Pringle, "Some thoughts on fire cupping," Journal of Chinese Medicine, vol. 83, pp. 46-49, 2007. Ver no Google Scholar

M. S. Lee, J.-I. Kim, e E. Ernst, "Is cupping an effective treatment? An overview of systematic reviews," Journal of Acupuncture and Meridian Studies, vol. 4, no. 1, pp. 1-4, 2011. Ver no Publisher - Ver no Google Scholar - Ver no Scopus

Mahady G, Pendland S, Yun G, et al. O gengibre e os gingeróis inibem o crescimento de estirpes CagA+ de Helicobacter Pylori. Anticancer Res. 2003;23:3699-3702. [PMC free article] [PubMed]

McAllister RK, Carpentier BW, Malkuch G. Neuralgia pós-herpética sacral e tratamento bem-sucedido usando uma abordagem paramedial ao gânglio impar. Anesthesiology. 2004; 101 (6): 1472- 4. [PubMed]

Mens JMA, Vleeming A, Stoeckart R, et al. Compreender a dor pélvica periparto. Implicações de um inquérito a doentes. Spine. 1996;21:1363-70. [PubMed]

Michalsen A, Bock S, Ludtke R, Rampp T, Baecker M, Bachmann J, et al. Effects of traditional cupping therapy in patients with carpal tunnel syndrome: a randomized controlled trial. J Pain. 2009; 10 (6): 601- 8.

Mlosek RK, Wozniak W, Malinowska S, Lewandowski M & Nowicki A, The effectiveness of anticellulite treatment using tripolar radiofrequency monitored by classic and highfrequency ultrasound, J Eur Acad Dermatol Venereol, 26(6) (2012) 696-703.

Mohamed E efeito da terapia de ventosas secas no tratamento de náuseas e vómitos durante a gravidez BJAST, 21(3): 1-6, 2017

Mueller A, Maltaris T, Siemer J, Binder H, HoVmann I, Beckmann

M, Dittrich R. Uterine contractility in response to different prostaglandins: reslts from extracorporeally perfused non-pregnant swine uteri. Hum Reprod 2006; 21:2000-5.

Muzeyyen Arslan, Nalan Kutlu2 , Merve Tepe2, isa Selin Yilmaz2And Leyla Ozdemir3Senol Dane4 Dry cupping therapy decreases cellulite in women: Um estudo pilotoIndian Journal of Traditional Knowledge Vol. 14(3), julho de 2015, pp. 359-364

P. C. Xu, S. L. Cui, A. C. W. Derrik et al., "Preliminary observation on effect of cupping on the skin surface temperature of patients with back pain," World Journal of Acupuncture-Moxibustion, vol. 24, no. 4, pp. 59-61, 2014.

Paquette MC & Raine K, Sociocultural context of women's body image, Soc Sci Med, 59(5) (2004)1047-1058.

Paquette MC & Raine K, Sociocultural context of women's body image, Soc Sci Med, 59(5) (2004)1047-1058.

Pierard-Franchimont C, Pierard GE, Henry F, Vroome V & Cauwenbergh G, A randomized, placebo-controlled trial of topical retinol in the treatment of cellulite, Am J Clin Dermatol,1(6) (2000) 369-374.

Portnoi G, Chang L, Karimi-Tabesh, et al. A prospective comparative study of the safety and effectiveness of ginger for the treatment of nausea and vomiting in pregnancy. Am J Obstet Gynecol. 2003;189:1374- 1377. [PubMed]

pp. 664-665.

Pringle M. Some thoughts on fire cupping. Jornal de Medicina Chinesa. 2007;83:46-49.

Rossi AB & Vergnanini AL, Cellulite: a review, J Eur Acad Dermatol Venereol,14(4) (2000) 251-262Rossi AB & Vergnanini AL, Cellulite: a .review, J Eur Acad Dermatol Venereol,14(4) (2000) 251-262.

Sabina L. Localizações de Pontos de Acupunctura Padrão da OMS. Evid Based Complement Alternat Med. 2010;7:167-8. [PMC free article] [PubMed]

Sabina L. Localizações de Pontos de Acupunctura Padrão da OMS. Evid Based Complement Alternat Med. 2010;7:167-8

Sahakian V, Rouse D, Sipes S, Rose N, Niebyl J. Vitamin B6 is effective therapy for nausea and vomiting of pregnancy: a randomized, doubleblind placebo-controlled study. Obstet Gynecol 1991;78:33-36

Salma Mirza1, SA Naaz2 e S.M.Alim Gestão da Dismenorreia Primária por Ventosas Secas: Uma revisão, Advanced Journal of Pharmacie and Life science Research 2016 4;1:1-5

Sarwer DB & Crerand CE, Body image and cosmetic medical treatments, Body Image,1(1) (2004) 99-111.

Schell E., Theorell T., Hasson D., Arnetz B., Saraste H. Impact of a webbased stress management and health promotion program on neckshoulder-back pain in knowledge workers? 12 month prospective controlled follow-up. Journal of Occupational and Environmental Medicine. 2008;50(6):667-676. doi: 10.1097/jom.0b013e3181757a0c.

Schwartz EN, Su J: Fasceíte plantar: uma revisão concisa. Perm J, 2014, 18: e105-e107. [PMC free article] [PubMed]

Sharma A, Taneja D, Sharma P, Saha R. Socioeconomic correlates of reproductive morbidity among adolescent girls in Sikkim. Índia Asia Pac J Public Health 2012;

24:136-50.

Shashua A, Flechter S, Avidan L, et al.: O efeito de mobilizações adicionais do tornozelo e do meio do pé na fascite plantar: um estudo controlado randomizado. J Orthop Sports Phys Ther, 2015, 45: 265-272. [PubMed]

Sultan AH, Thakar R. Trauma do trato genital inferior e do esfíncter anal. Melhor Prática Res Clin Obstet Gynaecol. 2002; 16 (1): 99- 115. [PubMed]

Tham LM, Lee HP & Lu C, Cupping: from a biomechanical perspective, J Biomech,39(12) (2006)2183-2193.

Thompson JV, Saini SS, Reb CW, et al.: Diagnóstico e tratamento da fascite plantar. J Am Osteopath Assoc, 2014, 114: 900-906. [PubMed]

Turner JA, Ciol MA, Von Korff M, Liu YW, Berger R. Men with pelvic pain: perceived helpfulness of medical and self-management strategies. Clin J Pain. 2006; 22 (1): 19- 24. [PubMed]

Ullah K, Younis A e Wali M (2007), "An investigation into the effect of cupping therapy as a treatment for anterior knee pain and its potential role in health promotion", The internet Journal of Alternative M e d i c i n 2013) DOI: 10.5580/796

Vaskilampi T e Hanninen O (1982), "Cupping as an indigenous treatment of pain syndromes in Finnish culture and social context", So cial science and Medicine, 16(21), pp. 1893-1901.

Wallace MS, Leung AY, McBeth MD. Dor maligna, livro-texto de anestesia regional. Pennsylvania: Churchill Livingstone Publishers; 2002. 585 p.

Wang Jun-Ying. Tratamento da Entorse Lombar Aguda por Acupunctura e Ventosas. Jornal de Acupunctura e Ciência Tuina. 2003;1:37-8.

Wang SM, DeZinno P, Fermo L, et al. Medicina complementar e alternativa para a dor lombar na gravidez: um inquérito transversal. J Alt Comp Medicine. 2005;11:459-64. [PubMed]

Weiqing Ge, DPT, PhD,1,* Chelsea Leson, DPT,1 e Corey Vukovic, DPT1 Dry cupping for plantar fasciitis: a randomized controlled trial, J Phys Ther Sci. 2017 May; 29(5): 859-862

West C., Usher K., Foster K., Stewart L. Chronic pain and the family: the experience of the partners of people living with chronic pain. Journal of Clinical Nursing. 2012;21(23-24):3352-3360. doi: 10.1111/j.1365- 2702.2012.04215.x. [PubMed] [Cross Ref]

Wolfe F. et al. Os critérios de diagnóstico preliminares do Colégio Americano de Reumatologia para a fibromialgia e a medição da gravidade dos sintomas. Arthritis Care Res (Hoboken) 62, 600-610, doi: 10.1002/acr.20140 (2010). [PubMed] [Cross Ref]

Organização Mundial de Saúde. Acupunctura: Revisão e análise de relatórios sobre ensaios clínicos controlados. Genebra: OMS; 2002.

Organização Mundial de Saúde. Terminologias-padrão internacionais da OMS sobre medicina tradicional na região do Pacífico Ocidental, Aupunctura e Moxabustão: Cupping. Genebra, Suíça: Biblioteca da OMS Dados de Catalogação na Publicação; 2007.

Yin Ying. Sangria num único ponto para tratamento de doenças agudas. Jornal de Medicina Tradicional Chinesa. 1997;17:214-16. [PubMed]

Yoo, S.S. e Tausk, F (2004) "Cupping: East meets West", International Journal of Dermatology, 43,

Younis, A (2013) Entrevista pessoal em 15 de novembro de 2012 St. George's Hospital

Yuan Q. L., Guo T. M., Liu L., et al. Medicina tradicional chinesa para dor no pescoço e dor lombar: uma revisão sistemática e meta-análise. PLoS ONE. 2015;10(2):1-37.

Zhang S, Liu J, He KQ. Tratamento da artrite gotosa aguda por sangria, ventosas e medicina herbal. Jornal de Medicina Tradicional Chinesa. 2010;18:18-20. [PubMed]

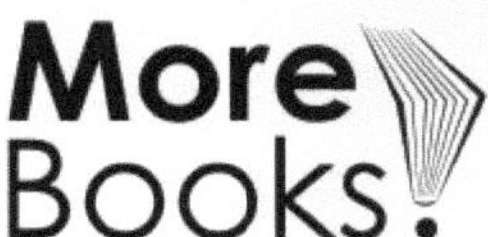

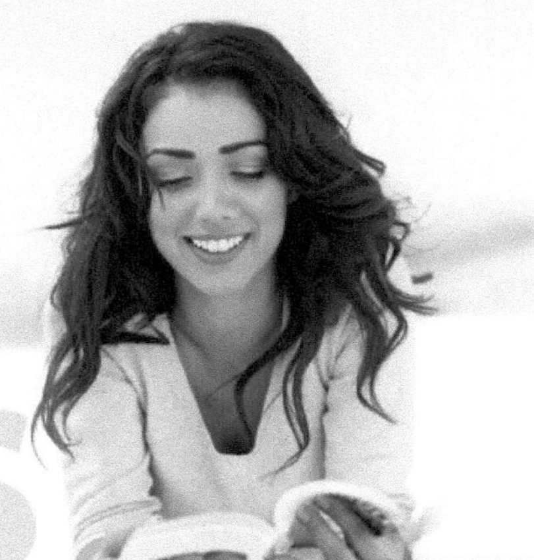

yes
I want morebooks!

Buy your books fast and straightforward online - at one of world's fastest growing online book stores! Environmentally sound due to Print-on-Demand technologies.

Buy your books online at
www.morebooks.shop

Compre os seus livros mais rápido e diretamente na internet, em uma das livrarias on-line com o maior crescimento no mundo! Produção que protege o meio ambiente através das tecnologias de impressão sob demanda.

Compre os seus livros on-line em
www.morebooks.shop

info@omniscriptum.com
www.omniscriptum.com

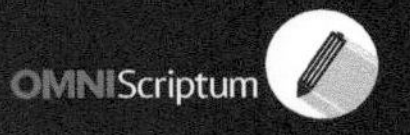

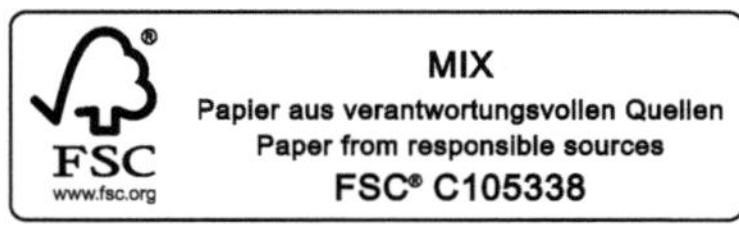

Printed by Books on Demand GmbH, Norderstedt / Germany